Dr E. JEANSELME

PROFESSEUR AGRÉGÉ A LA FACULTÉ DE MÉDECINE DE PARIS

Hygiène et Vie matérielle en Chine

EXTRAIT DE LA *REVUE GÉNÉRALE DES SCIENCES*
du 15 Mars 1905.

PARIS
LIBRAIRIE ARMAND COLIN
5, RUE DE MÉZIÈRES, 5

1905

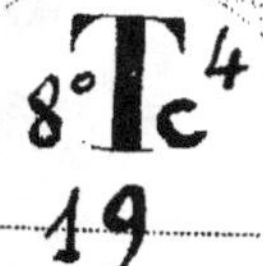

Revue générale

des Sciences

pures et appliquées

Directeur : **LOUIS OLIVIER,** Docteur ès Sciences

Avec l'an 1905, la Revue générale des Sciences va entrer dans sa seizième année. Ce laps de temps lui a suffi pour devenir la plus importante de toutes les Revues scientifiques, attirer à elle les savants du monde entier, et s'imposer, en tous pays, à l'élite qui pense et qui travaille.

C'est à son **programme** même et à la façon dont elle lui est restée fidèle, qu'elle doit un tel succès. A une époque où il n'est plus possible de s'isoler étroitement dans une spécialité, elle rend un service de premier ordre au public instruit en le tenant constamment au courant du progrès en chaque science.

Suivant ce progrès depuis les hypothèses qui le suscitent et les expériences qui l'engendrent jusqu'à l'application qu'il comporte, décrivant les découvertes depuis le laboratoire, où elles naissent, jusqu'à l'usine, où elles aboutissent, la Revue générale des Sciences a vu venir à elle des hommes de toutes professions et de toutes nationalités :

Philosophes attentifs au mouvement général des idées;

(*Voir la suite page 3 de la couverture.*)

Dr E. JEANSELME
PROFESSEUR AGRÉGÉ A LA FACULTÉ DE MÉDECINE DE PARIS

Hygiène et Vie matérielle en Chine

Extrait de la *Revue générale des sciences* du 15 Mars 1905.

PARIS
LIBRAIRIE ARMAND COLIN
5, rue de Mézières, 5

1905

HYGIÈNE ET VIE MATÉRIELLE

EN CHINE[1]

Respectueuse à l'excès du passé, la Chine ne progresse plus depuis bien des siècles. Qui parcourt le Yunnan, en relisant les descriptions du célèbre voyageur Marco Polo, contemporain de Saint-Louis, reste convaincu que la physionomie du monde chinois ne s'est guère modifiée depuis six cents ans.

Comme en Occident, au Moyen Age, les moindres villes et même les bourgades de l'Empire sont encore aujourd'hui entourées d'une enceinte crênelée, d'aspect formidable, mais qui ne tiendrait pas une heure contre le canon moderne. Les routes qui relient les différents centres et même celles qui traversent la Chine de part en part, depuis Pékin jusqu'aux frontières indécises, ne sont à proprement parler que des pistes. Tantôt elles s'élargissent démesurément et se subdivisent en

---

[1] Les notes qui ont servi à rédiger cet article ont été recueillies au Yunnan, province de la Chine méridionale.

une infinité de ramifications entre lesquelles le voyageur hésite, tantôt elles se réduisent à leur plus simple expression, un sentier par exemple, qui couronne un talus de rizière. Le soin de réparer la voie est laissé à l'initiative des riverains, et l'on peut être assuré qu'ils y mettent beaucoup de discrétion. L'unité de plan dans le tracé des routes fait donc totalement défaut. Parfois même des solutions de continuité coupent le chemin en plusieurs tronçons; alors on erre à l'aventure jusqu'à ce que l'on ait retrouvé le fil conducteur, difficile d'ailleurs à identifier, car il n'y a pas, bien entendu, de poteaux indicateurs. Sauf au voisinage immédiat des grandes cités, l'empierrement de la chaussée est très défectueux. Pendant la saison des pluies, les petits chevaux chinois, dont le pied est d'une sûreté merveilleuse pour progresser sur l'argile glissante, enfoncent dans les fondrières jusqu'aux jarrets et même jusqu'à la croupe.

Comme le Chinois déboise systématiquement les montagnes, pour couvrir de rizières les contreforts, le régime des eaux est profondément modifié. Il en résulte que les rivières roulent en torrent pendant l'hivernage, tandis qu'elles sont presque taries durant la saison sèche. Des ponts suspendus ou même des ponts de pierre franchissent les grands fleuves; mais les cours d'eau de moindre importance doivent être passés à gué ou en pirogue. En temps d'inondation, il faut se résigner à attendre que le niveau des eaux s'abaisse et rende le passage moins périlleux ou tout au moins possible.

Aux abords des villes, des faubourgs populeux

s'alignent le long des voies les plus fréquentées. Là s'entasse, dans des demeures exiguës et sordides, la population pauvre. On y voit de vastes caravansérails, où les muletiers chinois, à bon droit défiants, couchent sur leurs charges auprès de leurs bêtes.

Les murailles des villes, dont l'importance au point de vue militaire est problématique, ne sont pas sans utilité. Elles mettent les citadins paisibles à l'abri d'un coup de main, elles les protègent contre les brigands et les malandrins qui tiennent la campagne et lèvent des tributs. Contre ces bandes armées, que peut le mandarin, fonctionnaire impuissant, qui n'a sous ses ordres qu'une force militaire dérisoire et suspecte! Un coup de canon est tiré à la tombée du jour: à ce signal, on ferme les portes de la ville. Dès lors, et pendant toute la nuit, il n'y a plus de communication avec le dehors, en théorie du moins. Mais, si l'étape a été longue, si vous arrivez après le coucher du soleil, ne perdez pas courage, faites tinter un taël à l'oreille du portier : l'effet sera magique et les lourds vantaux, grinçant sur leurs gonds, vont s'ouvrir devant vous comme par enchantement.

Sur cette terre bénie il n'y a pas qu'à se défendre contre l'ennemi du dehors ; il faut aussi se garder de l'ennemi du dedans, de l'humble voleur qui opère sans gloire, la nuit venue. A celui-ci, la vigilance des autorités rend la profession dure et périlleuse. Non content d'emprisonner les habitants toute la nuit, par sollicitude pour leurs biens et pour leur personne, le mandarin prescrit de fermer, vers neuf ou dix heures du soir, les portes intérieures qui isolent chaque quartier l'un de l'autre. Il est même des villes où les rues principales sont closes à chaque extrémité. Qu'un individu soit surpris en train de dérober, aussitôt le centenier donne l'alarme et chacun de son mieux s'emploie à trouver le voleur.

La justice n'est pas tendre pour l'infortuné qui a la maladresse de tomber dans ses mains, surtout s'il ne sait pas la fléchir par un argument sans réplique. En pénétrant du Tonkin en Chine, l'un des premiers objets qui attira mon attention sur la route de Mongtsé fut un mât auquel était appendue, à deux mètres du sol, une corbeille en natte proprement tressée. J'eus la curiosité de me hisser jusqu'à elle pour en saisir le contenu. Ma main rencontra une masse froide et gluante dont je ne compris pas tout d'abord la nature. Poursuivant mes investigations, je dégageai une tête d'homme récemment coupée. C'était celle d'un détrousseur de caravane que l'on avait exécuté sur le lieu du crime, disait une inscription destinée à servir de salutaire avertissement à ceux qui ne marchent point d'un pas ferme dans le sentier de la vertu.

Sitôt que le voyageur a franchi les murailles d'une cité chinoise, s'offre à ses yeux un lacis de rues étroites, pavées de larges dalles inégales et glissantes. Les cuisines établies en plein vent répandent une odeur de friture qui se mélange au fumet de l'opium. Les étalages de boutiques étroites et profondes débordent jusqu'au milieu de la chaussée, si bien que dans les voies les plus larges, celles qui ont 4 à 6 mètres, à peine reste-t-il un passage de $1^{m},50$ pour la circulation,

La foule, très dense dans les rues commerçantes, se coudoie sans laisser la moindre place libre. Elle est peu bruyante ; cependant, de temps à autre, les cris ou les coups de clochettes des marchands ambulants, les avertissements brefs et impérieux des porteurs de chaise, les aboiements des chiens à demi-sauvages et très agressifs pour l'Européen, animent cette masse humaine peu expansive.

Chaque profession, chaque corps de métier, comme en Europe au bon vieux temps, occupe de préférence une rue ou même tout un quartier. Cependant, pour la commodité, les boutiques des pharmaciens et des changeurs sont disséminées un peu partout, et en grand nombre, car le Chinois, le prototype du matérialiste, ne désire rien tant que santé et richesse. Les marchands n'ouvrent leurs boutiques que fort avant dans la matinée, vers dix heures seulement.

Le réveil est pénible, car il faut cuver l'opium, dont l'usage est universellement répandu.

I

Voilà le cadre dans lequel se meut la vie matérielle chinoise.

Celui-ci connu, on devine aisément ce que doit être l'hygiène publique et privée en un tel pays.

Dans une capitale comme Yunnan-Sen, où vivent 70 à 80.000 habitants, c'est à peine si quelques charrettes à bras circulent par la ville pour recevoir les immondices. En réalité, ce sont les chiens et les porcs qui se chargent du service de la voirie. Et cependant, au milieu des détritus de toutes sortes qui couvrent la boue noirâtre des rues, on ne voit traîner aucun chiffon de papier. L'écriture, en effet, est tenue en grande vénération par les Chinois ; les caractères d'imprimerie sont en quelque sorte sacrés. Aussi a-t-on coutume de jeter les feuilles écrites, hors d'usage, dans des corbeilles accrochées aux façades des maisons. A certaines époques déterminées, ces corbeilles sont apportées à la pagode, où leur contenu est brûlé dans de petits fours crématoires spécialement destinés à cet acte religieux.

Dans cette même capitale, il n'existe pas de canalisation pour l'eau, qu'on soutire de puits vaseux.

Il n'y a pas non plus d'égouts, car on ne peut donner ce nom à d'étroits caniveaux toujours engorgés, toujours débordants d'une boue fétide, qui s'épand au dehors par les fissures des dalles de recouvrement à demi-brisées. Aussi, qu'une pluie d'orage s'abatte sur la ville, et sur-le-champ la rue est transformée en un véritable ruisseau charriant des ordures et des charognes.

La vidange se fait en plein jour, au moyen de seaux de bois non couverts. Des industriels ont établi à leurs frais, sur les voies les plus fréquentées, des communs gratuits. C'est là, paraît-il, une entreprise d'un excellent rapport; car le paysan chinois prise beaucoup l'engrais humain avec lequel il fume ses champs.

Le feu se propage avec une extrême rapidité dans les villes chinoises, car les maisons sont en majeure partie construites en bois. De grandes cuves en pierre, destinées à recueillir les eaux de pluie, sont disposées de distance en distance dans les quartiers populeux. Voilà tout ce que la prévoyance administrative oppose au fléau.

Les habitants vont y puiser eux-mêmes en cas d'incendie, car il n'y a pas de corps de pompiers. Trop souvent ces citernes sont à sec, et d'ailleurs elles sont dépourvues de tous les engins qui permettraient d'en extraire l'eau avec promptitude.

Les cimetières, en Chine, sont toujours situés hors ville, non par mesure d'hygiène, mais parce que les ombres se plaisent loin des bruits terrestres et parce que les vivants redoutent les maléfices des trépassés. Les tombes sont disséminées, soit dans un champ familial, qui, par cela même, devient sacré et inaliénable, soit dans des terrains vagues et incultes ou sur les flancs des montagnes. Les sépultures ne sont donc pas groupées dans un enclos; elles sont jetées aux quatre points cardinaux, suivant les indications du géomancien. Si le défunt n'est pas enterré suivant les règles, il se venge sur sa postérité; de là des exhumations successives où l'hygiène ne trouve pas son compte, jusqu'à ce que l'on ait enfin découvert l'orientation convenable. A proximité des villes, il n'est pas rare de voir des bières posées simplement sur le sol ; elles séjournent là des mois entiers au grand détriment de l'hygiène, jusqu'à ce que le sorcier ait prononcé son arrêt.

L'Assistance publique, comme bien on pense, est des plus rudimentaires en Chine. Cependant, chaque province prélève sur le produit de l'impôt une certaine somme pour entretenir des hospices. Celui de Yunnan-Sen est situé à l'extrémité du faubourg Sud et par conséquent hors des murs. Il se compose d'une série de constructions n'ayant qu'un étage ; au centre, trois corps de logis disposés en profondeur; de part et d'autre de ceux-ci, cinq longs bâtiments qui encadrent les premiers. Ceux-ci reçoivent les malades qui vivent en salle commune. Les autres sont divisés chacun en une vingtaine d'étroits compartiments éclairés par une baie grillée. Chaque cellule devrait contenir au plus deux ou trois personnes, mais souvent la famille tout entière de l'hospitalisé s'y entasse. La sordidité de ces taudis obscurs, toujours remplis d'une fumée aveuglante, est incroyable. Chacun fait sa cuisine chez soi, chacun se meuble à sa guise, et, comme tout Chinois tient à s'assurer le confortable en l'autre monde, le premier soin de l'occupant est de se procurer, s'il le peut, un cercueil, objet de convoitise pour ses voisins moins fortunés que lui.

La population de l'hospice de Yunnan-Sen est officiellement de 800 malades, et ce chiffre ne me paraît pas exagéré, car aucune cellule n'est vide. Sur ce nombre, la moitié environ sont des aveugles. victimes de la variole, mais plus souvent encore de cette ophtalmie, de cause inconnue, si fréquente au Yunnan et en Indo-Chine. Des vieillards infirmes, des éclopés, quelques lépreux, quelques paralytiques, bref tout le déchet humain d'une grande cité, se trouvent réunis dans cette cour des Miracles.

Aucun médecin, aucun être charitable, ne visite ce refuge, dont les pensionnaires sont privés de tous soins médicaux. Un gardien, sous les ordres d'un mandarin, est chargé de surveiller cette agglomération assez turbulente, et de présider à la distribution des vivres qui sont apprêtés par les malades eux-mêmes. A jours fixes, des portions entières et des demi-portions sont délivrées à des malades indigents qui logent hors de l'hospice.

L'infanticide, dans certaines provinces de Chine, est élevé à la hauteur d'une institution. Les moralistes chinois ont essayé, mais en vain, d'abolir cette barbare coutume qui, en certaines régions, voue à la mort la plupart des filles. Depuis les temps les plus reculés, dès le VIe et même le XIIe siècle avant l'ère chrétienne, le Gouvernement impérial entretient des « Temples de nouveau-nés », où des nourrices, payées par l'État, allaitent les enfants trouvés.

Malheureusement, ces établissements d'assistance rendent peu de services, et l'on estime qu'à Pékin les trois quarts des enfants secourus succombent faute de soins. Au Yunnan, les habitants n'abandonnent pas leurs enfants; aussi n'y a-t-il pas dans cette province de Io in tang (Hospices d'enfants trouvés)[1].

Voilà pour l'hygiène publique. L'hygiène privée du Chinois n'est pas meilleure. Pour savoir comment il la comprend, pénétrons à l'auberge, le seul lieu où l'Européen puisse à loisir observer le Jaune[2].

---

[1] Je tiens ces renseignements de deux missionnaires, le P. Le Guilcher (de Talifu) et le P. Pitou (de Tapinsé).

[2] Il y a deux classes d'auberges: 1° le *Ma Tien* (litt. auberge de chevaux), où les muletiers sont logés et nourris

Une voûte large et basse, sous laquelle s'engagent les mulets et les chaises, conduit dans une cour intérieure toujours très encombrée. On y voit des fourneaux en plein air, où chacun fait sa cuisine, un puits dont on extrait une eau chargée d'argile, de vastes cuves où tous les gens de l'auberge, voyageurs, porteurs ou muletiers, puisent avec de grandes cuillères de bois. A l'arrivée d'une caravane, c'est un brouhaha indescriptible. Cà et là les bâts et les charges sont posés au hasard sur le sol, et au milieu de tout ce désordre circulent des muletiers qui jurent, des bêtes qui ruent et des porcs qui grognent. Enfin, le calme renaît et les pauvres bêtes au dos tout meurtri (car le mafou yunnanais ignore le tapis de selle et de bât) vont d'elles-mêmes aux râteliers et aux mangeoires qui, de chaque côté de la cour, alternent avec des réduits où couchent les muletiers. Les écuries ne sont pas closes ; elles sont seulement protégées contre la pluie par l'étage qui les surplombe, de sorte que le voyageur européen, dont l'odorat est plus susceptible que celui du jaune, est fort incommodé par les senteurs animales qui remplissent toute l'auberge. Le fond de la cour est souvent occupé par une ou plusieurs pièces réservées aux mandarins de passage ou aux étrangers de marque. Au-dessus de cet appartement et des écuries règne un étage en bois, toujours peu élevé et rarement

---

pour 50 sapèques par jour; la pension des bêtes de somme est de 100 sapèques, soit le double de celle des hommes; 2° le *Tien tsé*, où descendent les mandarins, et les gens de condition aisée. Le prix est de 80 sapèques par natte, nourriture comprise.

plafonné. Il est divisé en plusieurs dortoirs, ayant pour tout mobilier des lits de camp sur lesquels trois à six personnes dorment côte à côte, dans une atmosphère alourdie par les fumées de l'opium.

Entre la planche du lit de camp et la natte est interposé un paillasson assez épais, roulé en traversin au niveau du chef, de sorte que cette couche, sans être moelleuse, serait acceptable pour l'Européen, si toute la vermine de la création ne s'y donnait rendez-vous. L'auberge cesse d'être bruyante vers onze heures du soir, mais le remue-ménage recommence dès cinq heures du matin. Vous vous disposez donc à profiter de ce court répit pour dormir. Mais à peine avez-vous fermé les paupières, bercé par le bruit de mâchoires monotone et régulier des bêtes, que vous êtes réveillé en sursaut. C'est un Chinois excédé par les piqûres des moustiques ou des poux qui se lève en maugréant pour secouer sa natte dans la cour, ou bien c'est quelque galeux qui s'étrille fébrilement le cuir jusqu'à ce qu'il succombe au sommeil. Vous percevez très nettement toutes les phases de ces petits drames intimes, à travers les minces cloisons qui séparent les pièces adjacentes; aussi le voyageur novice passe-t-il bien des nuits blanches !

Dans la plupart des auberges, il n'y a pas de communs : c'est la porcherie qui en tient lieu. Quand ils existent, ils sont réduits à leur plus simple expression : c'est une rigole creusée le long d'un mur, au-dessus de laquelle une demi-douzaine de Chinois s'accroupissent de compagnie, car il ne leur répugne nullement de satisfaire leurs besoins naturels aux yeux de tous; ou bien c'est une fosse recouverte d'une simple claire-voie de bambou percée d'orifices de distance en distance ; ou bien encore une excavation béante que franchit une planchette mal assujettie sur laquelle un jaune seul est capable de se tenir en équilibre.

La demeure du mandarin ne vaut guère mieux que l'auberge au point de vue de l'hygiène. Sans doute, elle est de plus belle apparence, mais elle n'est ni plus confortable, ni plus saine. La maison chinoise, par ses dispositions principales, rappelle l'habitation gréco-romaine. Tous les appartements prennent jour sur une cour intérieure encadrée d'un portique. Les pièces d'apparat, toujours situées au rez-de-chaussée, ne sont fermées que par des vantaux de bois, au nombre de six à huit, qu'on ouvre les jours de réception pour que le public, massé dans la cour, puisse assister à l'audience comme à un spectacle. Bien différentes sont les pièces réservées à l'habitation privée. Petites, à demi-obscures, elles ne prennent jour que par une étroite fenêtre, dont le panneau à claire-voie peut être fixe ou s'ouvrir à la façon d'une tabatière.

Jamais le soleil ne visite ces chambres, qui ne sont pas élevées sur cave; aussi sont-elles très humides. Les couchettes sont disposées sur des estrades en bois, exhaussées de 20 à 30 centimètres seulement au-dessus de la terre battue. La literie est des plus sommaires. Le Yunnanais dort tout habillé, à peine défendu contre la fraicheur des nuits par une couverture ou un couvre-pied doublé d'ouate. La maison chinoise est si mal close que le confinement de l'air n'est pas à craindre. Bien au contraire, par les portes mal jointes, par les claires-voies recouvertes d'une mince feuille de papier de riz presque toujours en lambeaux, l'air se renouvelle sans cesse et souvent même avec excès. L'hiver, la température est assez fraîche, surtout la nuit, et, comme les maisons sont dépourvues de tout appareil de chauffage, les bronchites *a frigore* sont fréquentes.

II

Le Chinois, même celui de la plus basse condition, prend un certain soin de sa personne. Dès l'arrivée à l'étape, le muletier et le porteur de chaise réclament de l'eau chaude. Le cuir du jaune résiste à des températures que la peau du blanc ne saurait supporter. Aussi le Chinois fait-il usage d'eau presque bouillante, ce qui a le double avantage de dissiper la fatigue et de mieux débarrasser le tégument de la graisse et des débris épidermiques.

Les pieds, toujours souillés et meurtris, car ils ne sont protégés que par des sandales en paillasson, sont l'objet de soins particuliers; les bras et les jambes sont lavés à grande eau, et souvent même une ablution générale termine cette toilette du soir.

Le matin, au réveil, le Chinois se passe un linge humide sur le visage, il se rince la bouche, se frictionne les dents avec un chiffon, et se lave les narines.

Malgré ce souci de la propreté corporelle, fort

répandu, même parmi les coolies, la phtiriase et la gale sont, en Chine, d'une extrême fréquence. Cela tient à deux causes : la première, c'est que le Chinois n'a pas de linge de corps; la seconde, c'est qu'il ne peut nettoyer ses vêtements sordides, faute de savon[1].

Une fois par semaine, le Chinois se fait raser le pourtour de la tête. L'opération se fait sans douleur, grâce à l'adresse du barbier, qui n'a pourtant à son service qu'une lame grossière et mal affilée. Les cheveux qui partent du vertex sont seuls réservés; ils sont enduits de cosmétique et lissés avec un gros peigne de bois, puis ils sont tressés en une natte mince et longue qui donne aux races si diverses du Céleste Empire un air de famille.

Cela fait, le barbier retire avec dextérité, au moyen de petites curettes, le cérumen et les débris épithéliaux qui encombrent le conduit auditif. Souvent aussi, il inspecte les culs-de-sac conjonctivaux en y promenant une pointe mousse pour en extraire, au besoin, les grains de poussière et les moucherons. Ces instruments ne sont jamais aseptisés; aussi cette pratique me paraît-elle très propre à propager les ophtalmies, dont j'ai déjà signalé l'extraordinaire fréquence. Un massage plus ou moins prolongé clôt dignement la séance.

Les hommes du peuple sont presque tous habillés

[1] Le savon de provenance européenne, même de la qualité la plus inférieure, ne peut pénétrer au Yunnan, car son prix de revient est trop élevé pour que le Chinois (dont la dépense quotidienne n'excède pas la valeur de quelques sous) puisse se le procurer.

de grosse toile bleue, semblable à celle que portent nos ouvriers parisiens. Leur vêtement se réduit à une sorte de camisole dont les manches sont flottantes, et à un pantalon très ample, maintenu par une ceinture. Le couvre-chef varie suivant la saison : c'est la petite toque noire, toujours luisante et grasse, autour de laquelle on enroule un turban bleu ou noir, ou bien c'est le vaste chapeau pointu que la caricature a vulgarisé en Occident. Les gens de condition aisée portent une longue robe de soie fendue sur les côtés et serrée au niveau de la taille ; par les temps froids, à ce costume léger ils ajoutent un grand gilet ouaté ou doublé de fourrure ; des chaussettes blanches, sur lesquelles le bas du pantalon est assujetti à l'aide d'un lien, des pantoufles de soie ou de velours noir, dont l'épaisse semelle de feutre n'a pas de talon, complètent l'accoutrement du bourgeois yunnanais.

Le costume féminin ne diffère pas sensiblement de celui de l'homme. La Chinoise ne porte pas de jupe, et son pantalon serré aux chevilles apparaît au-dessous d'un grand surtout qui descend jusqu'à mi-jambe. Ce qui la distingue de l'autre sexe, c'est sa chevelure, qu'elle garde entière et qu'elle réunit en chignon, et surtout la petitesse de ses pieds, suite d'une longue et patiente mutilation. On ignore quelle est la raison d'être de cette coutume barbare dont l'origne remonte à une très haute antiquité.

Toute mère, soucieuse de l'avenir de sa fille, préside elle-même à cette torture ou, tout au moins, en surveille l'exécution. A peine l'enfant a-t-elle trois ans qu'on s'applique, à l'aide de bandages compressifs, à enrouler les quatre derniers orteils autour du premier. A la longue, leur déviation parvient à être telle que leur pulpe s'imprime dans la plante du pied, tandis que leur face dorsale regarde le sol.

Diminuer le diamètre transversal n'est pas tout; il faut aussi s'opposer à son allongement. Pour ce faire, on s'efforce de le tasser. Lentement, par l'effet d'une compression savamment graduée, au prix de souffrances chaque jour renaissantes, les os du tarse glissent les uns sur les autres, la voûte plantaire s'excave et devient aiguë, tandis que la cambrure du cou-de-pied s'exagère. Quand l'œuvre contre nature est parachevée, un sillon profond barre la voûte plantaire et sépare l'avant-pied, sorte d'appendice informe, de la masse talonnière qui semble épaisse et massive parce qu'elle a gardé ses dimensions normales [1].

Quand les procédés de douceur n'atteignent pas le but, la mère a recours à la violence. Fixant d'une main le talon de l'enfant sur son genou, de l'autre elle saisit l'avant-pied qu'elle tord sur son

---

[1] Depuis la rédaction de ce travail, M. Duval a publié dans le journal *La Nature* des radiographies très démonstratives. Sur celles-ci, on constate que les métatarsiens et les phalanges des orteils sont réduits au tiers de leur volume normal et que l'extrémité postérieure du calcaneum est très abaissée, de sorte que cet os fait un angle droit avec le reste du pied. Ainsi s'explique l'encoche qui coupe la voûte plantaire. — M. Matignon a donné de fort bonnes figures du pied de la Chinoise dans *la Nature* (1897, 2e semestre, p. 315) et dans Superstition, Crime et Misère en Chine (Paris, Masson, 1899).

axe jusqu'à ce qu'elle obtienne l'élongation ou la rupture des ligaments de l'articulation médio-tarsienne.

Le résultat désiré obtenu, il faut le maintenir. Comme le pied laissé en liberté tendrait à reprendre son développement interrompu, la Chinoise, toute sa vie durant, doit porter un bandage contentif qui se natte en spica au devant du cou-de-pied. Bandage et moignon sont contenus dans une petite chaussure découverte très effilée, dont la longueur, chez les élégantes, n'excède pas 13 à 15 centimètres.

La paysanne elle-même ne renoncerait pas volontiers à cette coutume illogique. Obligée de vaquer aux rudes travaux des champs, elle préfère souffrir pour conserver la petitesse de son pied, dont elle est très vaine, et traite avec mépris les robustes montagnardes qui laissent croître leurs extrémités au naturel.

Les effets de cette mutilation sont beaucoup plus étendus qu'on ne saurait l'imaginer. Toute l'architecture du corps humain en subit le contre-coup. La Chinoise n'a pas de mollet, car les masses musculaires qui actionnent l'articulation médio-tarsienne sont atrophiées ou, pour parler plus exactement, ne se sont jamais développées.

Les os de la jambe n'atteignent pas leur longueur normale; peut-être même sont-ils plus grêles, s'il est vrai, comme on l'a dit, qu'ils se fracturent facilement. C'est une règle, en effet, maintes fois vérifiée, qu'une affection ostéo-articulaire, surprenant l'organisme en voie de développement, ralentisse la croissance du segment osseux immédiatement sus jacent au siège de la lésion. Cette brièveté des jambes est fort disgracieuse. La taille est située trop bas, le torse est comparativement trop fort, et les bras sont trop longs. Aux jambes étiques succèdent des cuisses bien fournies, comme on peut le constater sur les repiqueuses de riz dont le pantalon est retroussé jusqu'au pli de l'aine.

Avec ses membres convertis en pilons, la Chinoise marche de la cuisse, sans fléchir le genou d'une façon appréciable. Talonnant à petits pas, les reins cambrés, la poitrine en avant, elle progresse avec lenteur et trébuche au moindre obstacle. Pour assurer ses pas chancelants, elle élargit d'instinct sa base de sustentation et elle écarte les bras du corps en manière de balancier. Quand elle s'arrête, elle oscille et s'accote aux murs pour éviter les chutes... Voilà en quel piteux état la tyrannie de la coutume a réduit la femme chinoise!

Heureusement, les Célestes n'ont point eu d'imitateurs. Les autochtones, qui forment encore en plein Empire des îlots importants, les Annamites, les Taïs, les Birmans et les Japonais qui se réclament de la civilisation chinoise, enfin les conquérants mandchous qui ont adopté les mœurs des vaincus, ne mutilent pas le pied de leurs femmes.

On a beaucoup disserté sur la cause qui a pu pousser le Chinois à en user ainsi avec sa compagne. La plupart des explications qu'on a fournies de cette aberration ne méritent pas d'être reproduites. On a dit avec une certaine vraisemblance que l'homme, mû par un sentiment d'égoïsme jaloux, avait pensé retenir son épouse au foyer conjugal en lui infligeant cette torture. C'est bien mal connaître la mentalité du jaune qui, loin d'imposer la clôture à sa femme comme fait le musulman, la laisse circuler librement, du moins dans la basse classe.

Ce qui me paraît évident, c'est que la mutilation du pied fait partie du groupe des déformations ethniques auxquelles nulle race n'échappe complètement. Le besoin de faire violence à la nature peut s'exprimer de diverses manières : altérer la forme du pied en est une, aplatir le crâne des enfants, comme le font les Aymaras du Pérou, en est une autre. Le Chinois a le goût inné du monstrueux et de l'excessif. Il recherche les nains difformes et en crée au besoin. L'idéal du jardinier chinois est d'obtenir par divers procédés des arbres minuscules et contrefaits. Cette perversion du sentiment esthétique a bien pu faire germer dans le cerveau du Chinois l'idée de contrarier le développement normal du pied. La mutilation une fois réalisée, un autre facteur est intervenu, sans doute, pour l'acclimater et la perpétuer malgré son illogisme : c'est une déviation du sens génésique.

En effet, la vue du pied et même du soulier de la Chinoise serait (au dire de gens bien informés) un grand incitateur de volupté pour le jaune. Aussi la femme honnête ne consentirait jamais à découvrir cette partie de son corps. A ses yeux, cet acte, impudique au premier chef, équivaut presque à l'adultère et mérite répudiation[1].

---

[1] Cette description du pied de la Chinoise est la reproduction d'une Note qui vient de paraître dans la *Chronique Médicale* du Dr CABANÈS.

III

Dire que le Chinois est tempérant est presque une banalité. La viande n'apparaît guère sur la table du travailleur qu'à de rares intervalles. Dans le contrat que je passai avec mes muletiers et porteurs de chaise, je m'engageai, suivant la coutume, à fournir à chacun, une fois par semaine, une livre chinoise de lard ou de porc frais (600 grammes environ). Les autres jours, ces hommes vivaient à peu près exclusivement de riz, dont ils absorbaient, en deux fois, dix à douze bols par jour.

Pour compléter leur menu, ils ajoutaient quelques pâtes frites, quelques choux et autres légumes verts, des bananes, des pêches, des poires, des noix, car les arbres fruitiers d'Europe croissent sous le beau climat d'altitude du Yunnan. Pour les habitants de cette partie de la Chine, le lait est une sorte d'excrément; ils n'en boivent donc pas; ils ont le même dégoût pour ses dérivés, le beurre et le fromage. Toutefois, dans les villages où l'élément musulman prédomine, ce qu'on reconnaît au premier coup d'œil, car on n'y voit pas vaguer le porc, l'animal immonde proscrit par Mahomet, le lait est d'un usage courant.

Malgré ce régime, peu substantiel d'après les idées reçues, ces porteurs lourdement chargés fournissent, sauf le jour du repos hebdomadaire, une étape quotidienne de sept à neuf heures, au milieu de marécages et de fondrières. Le paysan se nourrit essentiellement de riz, ou à son défaut de maïs et de fèves; il ne mange guère de viande que les jours où il offre un repas funéraire en l'honneur des Ancêtres; et cependant il est vigoureux et très endurant. Ce qui le prouve, c'est qu'il arrive, par un labeur obstiné, à faire produire au même champ deux récoltes annuelles. Le riz est donc plus nourrissant que le foin des prairies, contrairement à l'assertion de Boussaingault, et la Chimie biologique a fort à faire avant d'avoir élucidé le problème de la nutrition. Du reste, si l'homme du peuple se soumet à un régime aussi strict, c'est par nécessité plutôt que par vertu. Le Chinois dans l'aisance fait bonne chère. Il absorbe chaque jour une quantité notable de viande, en particulier du porc et de la volaille; il se gorge de sucreries et de mets épicés. Comme il est sédentaire, il se laisse empâter par la graisse; loin de combattre cet embonpoint, il le recherche, car l'obésité lui donne un cachet d'aristocratie qui le distingue du plébéien dont les muscles saillent sous la peau. Comme l'homme prête à la divinité ce qu'il désire pour lui-même, le Chinois a traduit d'une manière concrète son idéal de bien-être par le poussah souriant et bedonnant dans sa graisse.

L'énorme quantité de riz qui est la base de l'alimentation des porteurs et muletiers est ingérée en deux fois, le matin au lever et le soir vers cinq heures, en arrivant à l'étape. Ordinairement le Chinois mange en silence et avec lenteur, comme il convient à un végétarien qui doit broyer et insaliver une grosse masse de substance alimentaire,

Jamais il ne boit pendant le repas; mais, celui-ci terminé, il absorbe plusieurs bols de thé léger, qu'il remplace au besoin par une infusion chaude quelconque. L'eau presque bouillante est donc la boisson favorite du jaune. En cours de route, dans les relais échelonnés le long de l'étape, il ne prend que du thé, et cela en toutes saisons, car il sait par expérience qu'aucune autre boisson ne désaltère aussi bien. Pour que le dernier des coolies se résigne à boire de l'eau froide, il faut qu'il y soit contraint par la nécessité [1]. L'Européen voyageant en ces régions devrait suivre l'exemple de l'indigène. L'usage du thé est doublement utile : d'abord c'est un stimulant qui remplace avec avantage les boissons alcooliques, si nuisibles sous les tropiques; c'est, en outre, un moyen très simple de purifier l'eau, toujours suspecte et souvent franchement mauvaise, et par conséquent d'éviter les affections intestinales.

On conçoit sans peine combien multiples sont les causes d'adultération de l'eau potable dans ce pays, où il n'y a ni égouts ni latrines. Au fond des puits, qui ne sont pas maçonnés, se collectent toutes les souillures du voisinage. Le liquide fétide qu'on en tire est surchargé de limon. Il ne se clarifie que si on le défèque, en l'agitant avec un bambou perforé contenant quelques morceaux d'alun. A la surface des grandes cuves qui servent

---

[1] Sur la route mandarine qui longe le littoral de l'Annam, un bol de thé coûte une sapèque; or celle-ci n'est que la six centième partie d'une piastre, dont la valeur, en 1900, était de 2 fr. 50.

à l'usage des hommes et des bêtes, dans la cour des auberges, flottent des débris de légumes et des détritus de toutes sortes; si, comme je l'ai fait plusieurs fois, on remue la vase du fond, on voit s'élever des tourbillons de boue et de grosses bulles d'où s'échappent des gaz putrides. Toutes les mains sales plongent dans cette eau; or, le Chinois se mouche avec ses doigts et ignore absolument l'usage de la serviette indispensable. L'eau courante, elle aussi, doit être tenue en défiance[1]. C'est donc un grand bienfait pour le Chinois que l'eau non bouillie soit pour ainsi dire exclue de son alimentation.

Comme le débit de thé tient en Chine et dans tout l'Extrême-Orient la place que le cabaret occupe en Occident, l'alcoolisme y fait peu de victimes.

Au cours du long voyage que je fis au Yunnan, vivant dans les auberges, au milieu des Chinois de la basse classe, je n'ai constaté qu'un seul cas d'ivresse manifeste. Cela ne veut pas dire que le Chinois n'ait pas, comme tous les autres hommes, un penchant pour l'alcool. Beaucoup de porteurs, après le déjeuner du matin, avalent un petit bol d'eau-de-vie de riz, breuvage détestable qui offense le palais, mais dont la teneur en alcool est faible. Certaines gastrites, accompagnées de cauchemars zoopsiques, me paraissent relever à coup sûr d'une intoxication alcoolique. Le médecin Yu, de Talifu,

[1] Le Chinois établi en Annam a l'habitude de s'accroupir dans les rivières pour satisfaire ses besoins, et peu lui importe que l'emplacement choisi soit situé en amont ou en aval du village.

estime que l'abus d'eau-de-vie est extrêmement répandu dans cette région et parmi toutes les classes de la société. Il me décrivit assez bien le tremblement des buveurs, qu'il rapportait d'ailleurs à sa vraie cause. En outre, il me fit le tableau d'une affection abdominale dans laquelle il était facile de reconnaître la cirrhose de Laënnec.

Mais, je le répète, ce sont là des exceptions, et l'alcoolisme ne s'est implanté en Chine que sur le littoral, où l'Européen tend à introduire ses habitudes d'intempérance parmi les coolies. L'alcool n'est donc pas pour le Jaune, du moins quant à présent, un facteur de dégénérescence de l'individu et de la race ; ce n'est pas non plus un élément de ruine pour la famille et pour la société, car la dépense journalière, même pour ceux qui s'adonnent à cette habitude, est presque insignifiante.

En Chine, la première place revient certainement à l'opium. Ce poison est le fléau de l'Extrême-Orient. Au point de vue social, il fait peut-être autant de ravages que l'alcool en Occident. A sa suite, les revers, puis la ruine et le déshonneur s'installent trop souvent au foyer domestique. Depuis le Vice-Roi jusqu'au plus humble des muletiers, tous les hommes fument la maudite drogue. Les jeunes gens suivent l'exemple de leurs aînés dès qu'ils sont en âge de se payer le précieux poison. Les femmes, quand elles le peuvent, ne se refusent pas l'ivresse de l'opium. Le prêtre lui-même, après l'office du soir, étale sa natte au pied de l'autel, et « tire sur le bambou ».

Le mandarin, qui ne pourrait s'adonner en public

à son vice préféré sans « perdre la face », fume en secret, à domicile. Quant à ceux qui n'ont aucun souci du décorum, ils fument ouvertement, où bon leur semble, à l'auberge par exemple. Beaucoup se rendent dans des fumeries d'opium. Il y en a pour toutes les bourses : des bouges, où grouille l'écume des villes; d'élégantes, établies dans de luxueux Yamens, retraites paisibles, dont les salles de repos s'ouvrent sur une cour intérieure alimentée en eau vive.

Entre le cabaret, rempli de clameurs et de querelles qui dégénèrent en rixes, et la fumerie d'opium, où règne un silence de mort, quel contraste frappant! Tandis, en effet, que l'alcoolique discute et gesticule, l'opiomane, captivé par les hallucinations agréables qui se déroulent dans son cerveau, répugne à l'action. L'ivresse de l'opium n'est pas bruyante ; elle est plus décente que celle de l'alcool, si j'ose dire, mais elle ne vaut guère mieux. Lentement, mais sûrement, le poison affaiblit, puis annihile la volonté, et l'être dégradé, devenu étranger à tout ce qui n'est pas sa passion, est un esclave incapable de se réhabiliter. Quand une étape se prolonge plus que de coutume, les muletiers et les porteurs de chaise deviennent anxieux. Talonnés par le besoin, assoiffés d'opium, dès l'arrivée à l'auberge, sans prendre aucune nourriture, ils se jettent sur une natte et fument avec avidité.....

La quantité de tabac consommée par le Yunnanais est minime. Comme l'Annamite, il ne fait guère usage que de la pipe à eau. Celle-ci, dans sa forme la plus simple et la plus commune, se réduit à un internœud de bambou à demi rempli d'eau, sur lequel s'insère un minuscule foyer dont le contenu est consumé après trois ou quatre aspirations. Bien que cette pipe soit à la disposition de tous dans les auberges et les débits de thé, l'intoxication tabagique paraît inconnue au Yunnan. Du reste, la fumée, en passant dans l'eau du récipient, s'y débarrasse en grande partie de sa nicotine.

IV

La race chinoise est très prolifique, comme on le sait. Dès qu'elle est nubile, la jeune fille est pourvue; le jeune homme songe à s'établir vers l'âge de seize à dix-huit ans. L'union de ces jeunes époux est féconde, car, au printemps de la vie, le calcul n'intervient pas pour limiter le nombre des enfants. D'ailleurs, les conceptions religieuses, aussi bien que les conditions économiques de la Chine, inclinent l'homme à la constitution de grandes familles.

Pour que l'âme du défunt vive en paix, le culte des Ancêtres exige que certaines cérémonies rituelles soient exécutées par un de ses descendants mâles; c'est pourquoi le premier soin du chef de famille est d'avoir un fils, qui, le cas échéant, accomplira les rites funéraires nécessaires au repos de son âme, et, pour plus de sûreté, il procrée d'autres fils, destinés à remplacer, au besoin, l'aîné dans cette fonction sacerdotale[1].

[1] La rigoureuse observance de ce culte est le premier devoir de la piété filiale. Le négliger est commettre un exécrable forfait.

Imbu de cette croyance, le Chinois ne peut se faire à l'idée de mourir sans postérité. Si l'épouse légitime est stérile, elle choisit pour la suppléer, en ce qui concerne la fonction génératrice, une femme d'humble, mais d'honnête extraction, qui a pour unique rôle de continuer la descendance. Cette femme n'est pas élevée au rang d'épouse; elle est la servante de la femme légitime qui est considérée, au point de vue civil, comme la mère de tous les enfants.

D'autre part, dans un pays essentiellement agricole, qui vit encore sous le régime patriarcal, la famille nombreuse est une richesse et non pas une charge. Plus il y a de bras pour cultiver le champ familial, plus il rapporte. Mais, si la naissance d'un garçon est toujours accueillie avec joie, celle des filles, dont le rendement économique est moindre et l'établissement souvent difficile, est beaucoup moins goûtée. Aussi, dans quelques provinces, beaucoup d'entre elles sont vouées à la mort; mais cette coutume barbare de l'infanticide reste cantonnée dans des limites territoriales assez étroites. Quant à l'avortement, il n'est guère provoqué que pour cacher la faute d'une fille séduite; il n'apporte donc aucune entrave à l'accroissement de la population[1].

[1] La prostitution, sous la forme qu'elle revêt en Occident, c'est-à-dire la maison close et le racolage clandestin, est relativement peu répandue, car la loi chinoise tolère l'admission de concubines sous le toit conjugal. Cette remarque s'applique spécialement à la province du Yunnan, où les mœurs sont encore telles qu'elles étaient autrefois; et ne doit pas être étendue à toute la Chine et surtout au

Quel que soit son rang, la Chinoise allaite elle-même son enfant. C'est une excellente nourrice; à cela rien d'étonnant. La femme du peuple, qui vaque aux soins du ménage ou travaille dans la rizière, ne dépasse pas la limite de ses forces comme le fait l'ouvrière d'Occident, qui peine et s'anémie dans un atelier. La Chinoise de haute condition, dont la vie, exclusivement végétative, se poursuit dans une longue enfance, demeure à l'abri des excitations, des émotions et des fatigues de la vie mondaine. Aucune préoccupation du dehors ne vient la distraire du devoir maternel.

La mère donne le sein à son nourrisson pendant un temps illimité; j'ai vu des enfants de trois ou quatre ans qui tétaient encore. L'allaitement est pur pendant les six premiers mois au moins, et plus souvent pendant une année tout entière; puis le jeune enfant reçoit, outre le lait maternel, un peu de riz préalablement mastiqué et insalivé par sa mère, et quelquefois même un peu de jus de viande.

Peut-être l'absence d'allaitement artificiel, de sevrage brusque et précoce, explique-t-elle pourquoi le rachitisme est inconnu au Yunnan[1].

---

littoral, dont les bateaux de fleurs sont renommés. Le jaune n'admet pas qu'une femme de sa race, alors même qu'elle est étrangère à sa famille, s'unisse avec un blanc, c'est comme une injure faite à la nation entière. Si l'on y regarde de près, ce préjugé est la cause de bien des soulèvements contre les Européens.

[1] Cette remarque peut être étendue à toute la péninsule Indo-Chinoise. Bien que mon attention fût attirée sur cette question, et que l'inspection du squelette soit facile sur les Annamites, les Cambodgiens, les Siamois, les Laotiens et les Birmans, qui laissent courir leurs enfants complètement nus jusqu'à l'âge de cinq ou six ans, il ne m'a pas

Quoique le sein maternel ne soit pour ainsi dire jamais refusé au nourrisson [1], la mortalité infantile atteint au Yunnan un taux très élevé. Cet énorme déchet doit être attribué, pour une large part, aux soins peu éclairés de la mère et aux affections gastro-intestinales qui en sont la conséquence. En outre, la variole fait d'innombrables victimes parmi les enfants du premier âge. La pratique de la variolisation accroît encore le champ d'action du fléau, car l'inoculation variolique donne lieu à des cas généralement bénins qui, n'immobilisant pas le sujet, aident à la dissémination du contage. Ces causes, et plusieurs autres telles que l'exiguïté de la surface cultivable, contrarient au Yunnan l'accroissement de la population. Je dirai même plus : les vides que les massacres, la répression sans merci et la peste creusèrent dans la population de cette province, au cours et à la suite de la rébellion musulmane (1857-1873), ne sont pas encore comblés, malgré une longue période de paix [2].

été donné d'observer un seul cas de rachitisme au cours de mon voyage.

[1] Pour avoir les bras libres, la femme du peuple qui se rend au travail porte son enfant à califourchon sur les reins. Le siège du bambin, dont les jambes sont par conséquent très écartées, repose sur un carré de toile grossière, aux angles duquel sont cousues des bretelles qui s'entrecroisent au-devant de la poitrine de la mère. L'enfant Hindou et Annamite est porté à cheval sur la hanche.

[2] Le long des routes les plus fréquentées, on voit encore aujourd'hui beaucoup de villages et même des villes dont les ruines ne seront jamais relevées. — Évaluer à 12.000.000 (31 habitants par kilomètre carré) la population de Yunnan, comme le font MM. E. et O. Reclus, me paraît exagéré. Je serais porté à donner le chiffre de 7 à 8.000.000 comme beaucoup plus probable.

V

Cependant le Yunnan, dont le climat est subtropical, ne peut être considéré comme malsain. On y vit vieux, et certains missionnaires y résident depuis trente et même cinquante ans sans être jamais rentrés en France. Voilà qui contraste singulièrement avec la malignité du climat para-équatorial, celui de la Birmanie par exemple, où la survie d'un missionnaire, en moyenne, n'excède pas huit ans[1].

Après la variole, qui tient la première place dans la pathologie du Yunnan, la maladie la plus commune est le paludisme, dont la recrudescence coïncide avec la saison de l'hivernage[2].

Peut-être groupe-t-on sous ce vocable de paludisme des maladies épidémiques de natures différentes. Le *Hân pín* ou *Hân K'í*, que les missionnaires considèrent à tort comme la fièvre typhoïde,

---

[1] L'établissement d'un sanatorium au Yunnan rendrait les plus grands services à notre colonie de l'Indo-Chine. Quand la ligne de Hanoï à Yunnan Sen par la vallée du Fleuve Rouge sera ouverte, il sera possible d'installer sur les hauteurs du Yunnan des stations sanitaires, semblables à celles que les Anglais ont construites sur les contreforts de l'Himalaya.

[2] Les médecins chinois distinguent trois variétés de fièvre : *Kān choùi mão pín* (litt. maladie à sec d'eau), dans laquelle le patient refuse de boire; — *tchĕ choùi mào pín* (litt. maladie de l'eau fraîche), dans laquelle le fébricitant boit avec avidité; — *tà pài tse*, qui signifie accès de fièvre. Cette classification, toute objective, désigne peut-être les diverses phases de l'accès paludéen. La fièvre, sans autre qualificatif, se dit *Hán* (litt. froid).

est une fièvre rémittente à type tierce, qui s'accompagne de constipation ou de selles sanguinolentes, et se termine par la guérison ou par la mort après la troisième recrudescence. Le *Tcháng k'í*, fièvre très tenace précédée d'un frisson, persiste quatre à cinq semaines et même plus, sans autre signe marquant que de l'inappétence. La quinine n'a aucune action sur cette maladie, qui est souvent mortelle. En cas de survie, le retour à la santé parfaite exige plusieurs mois[1].

L'usage des boissons chaudes ne corrige qu'imparfaitement l'impureté des eaux potables. A en juger par le nombre de médicaments que les officines délivrent contre la diarrhée et la dysenterie, on peut conclure que les affections intestinales sont fréquentes au Yunnan, surtout pendant la saison chaude.

La syphilis, sous la forme qu'elle revêt en Extrême-Orient, est assez répandue dans les grands centres. Elle n'a pas toujours une origine véné-

---

[1] Je tiens d'un ingénieur, chargé de faire des études pour la construction de la ligne du Yunnan, que, sur trente-huit porteurs chinois partis de Mongtsé pour chercher des bagages à Manhao, centre essentiellement malsain situé sur le haut Fleuve Rouge, trente-six succombèrent au *Tcháng k'í*, soit rapidement, soit après avoir langui pendant une durée plus ou moins longue. — Il y a quelques années, on aurait, sans hésitation, fait rentrer ces types morbides dans le cadre du paludisme. Mais les recherches contemporaines commandent aujourd'hui plus de réserve. L'étude microscopique seule peut décider si, dans ces fièvres, il n'y a pas des cas relevant du *Piroplasma Donovani*, agent d'un type de fièvre rémittente fort répandu dans l'Inde. Récemment, G. A. Bentley a trouvé ce piroplasma dans le Kala-Azar ou fièvre noire du Brahmapoutre.

rienne ; la transmission *accidentelle* du contage peut être assurée de multiples façons, soit par les nattes sordides sur lesquelles s'étendent les voyageurs, soit par la curette ou le rasoir du barbier, soit par la pipe à eau qui circule de bouche en bouche dans les débits de thé, soit enfin par le bambou qui sert à attiser le feu dans les auberges.

La lèpre fait de nombreuses victimes au Yunnan. Nulle mesure efficace n'est prise contre cette terrible maladie. Les malheureux qui en sont atteints vivent au milieu de la population saine jusqu'au jour où ils deviennent un objet de dégoût. Alors, ils sont pourchassés sans pitié et ils se réfugient, par petits groupes, dans des masures ou dans des grottes, d'où ils sortent pour aller mendier dans les marchés.

Le Yunnan est peut-être le berceau de la peste. En tout cas, elle y règne à l'état endémique depuis fort longtemps, et les retours offensifs de ce fléau dévastateur ont beaucoup contribué à dépeupler cette province. Parmi les noms divers que les Chinois donnent à la peste, l'un des plus caractéristiques est celui de *Iâng tsè* qui veut dire écrouelles, glande abcédée ou bubon. On l'appelle aussi « maladie des rats », parce que les épidémies sont annoncées par la mort d'un grand nombre de ces rongeurs.

Les ophtalmies font d'innombrables victimes dans la presqu'île indo-chinoise et dans le Yunnan. Les conjonctivites sont extrêmement répandues ; en général, les femmes sont plus atteintes que les hommes. Outre la conjonctivite purulente blennorrhagique et le trachome, dont l'existence est certaine, il y aurait lieu de rechercher, à l'aide du microscope, si la conjonctivite aiguë contagieuse, causée par le bacille de Weeks, et la conjonctivite subaiguë, produite par le diplo-bacille, existent en Indo-Chine. Au Yunnan, dans les régions de Kai hoa et de Mongtsé, de Yunnan Sen et de Talifu, non seulement les hommes, mais aussi les chiens, sont atteints de conjonctivite purulente. Les paupières, et même la conjonctive des indigènes affligés d'ophtalmie, sont constamment couvertes de mouches qui puisent le liquide purulent. Ces insectes, que le patient se lasse de chasser, et qui, d'ailleurs, reviennent immédiatement se poser sur le pourtour des yeux, sont, suivant toute vraisemblance, l'un des agents vecteurs de cette infection oculaire. Les indigènes affirment que ces conjonctivites sont dues à la fumée qui règne dans leurs habitations, mais cette opinion n'est pas soutenable. L'irritation causée par la fumée peut tout au plus favoriser l'infection conjonctivale, en incitant les malades à se frotter les yeux avec leurs doigts chargés du contage. Le ptérygion est d'une extraordinaire fréquence au Yunnan.

A ces diverses causes d'opacité cornéenne, si l'on ajoute les complications oculaires de la variole et de la lèpre, on comprend pourquoi les aveugles sont nombreux au Yunnan.

Le Yunnan, qui est un vaste massif montagneux coupé par des vallées étroites, réalise l'ensemble des conditions dans lesquelles on voit apparaître le goitre. Aussi celui-ci est d'une fréquence telle que, dans certaines localités, le tiers des habitants est affligé de cette infirmité. Il n'en résulte point de conséquences graves pour l'individu et pour sa descendance d'une manière générale. Pourtant, j'ai observé un certain nombre de crétins et de nains myxœdémateux dans les régions les plus éprouvées.

La plupart des causes morbides que je viens d'énumérer, pour être sévères et même mortelles, ne sont pas de celles qui impriment à la race une tare indélébile. Aussi le Yunnanais est-il un robuste montagnard. Par sa taille au-dessus de la moyenne, par son visage ouvert, presque blanc et quelque peu coloré au niveau des pommettes, par ses yeux à peine bridés, il diffère beaucoup du Cantonnais, dont le corps est gracile, la peau mate et jaune, les yeux tirés vers les tempes.

La pathologie de tous les peuples qui ne plient pas sous le faix d'une civilisation raffinée est sensiblement réduite; c'est ce qui se vérifie au Yunnan : varices et ulcères variqueux, hernies, eczéma, psoriasis, lichen, carie dentaire, calvitie et canitie précoces, bref, tous ces indices certains de l'usure et de la sénilité d'une race, sont des déchéances pour ainsi dire étrangères à ces populations restées jeunes.

VI

L'entrée en scène du médecin hygiéniste, dont le rôle serait facile, puisque les maladies évitables constituent le fond de la pathologie du Yunnan, serait à la fois un acte de haute philanthropie et de bonne politique.

La création de dispensaires et d'hôpitaux dans

les provinces chinoises limitrophes du Tonkin est l'un des meilleurs moyens dont nous disposons pour étendre notre influence au delà de nos frontières actuelles. Le Yunnanais ne prise rien si fort que la santé. Il se drogue volontiers. Faute de mieux, il s'adresse à la pharmacopée chinoise ; mais il reconnaît l'énorme supériorité du médecin d'Occident, qu'il tient en particulière estime et qu'il respecte, même en périodes de trouble. Au voyageur qui traverse son village, il demande avec insistance les médicaments européens dont il a éprouvé les bons effets. Avec de la quinine, de l'iodure de potassium, du mercure, des solutions antiseptiques, quelques collyres et surtout du vaccin, on peut faire la conquête pacifique et économique du Yunnan. Comme agent de pénétration, nul n'est moins dispendieux, nul n'est plus efficace que le médecin.

Paris. — L. Maretheux, imprimeur, 1, rue Cassette. — 9812.

www.ingramcontent.com/pod-product-compliance
Lightning Source LLC
LaVergne TN
LVHW012022160826
845678LV00002B/975
* 9 7 8 2 3 2 9 6 6 0 0 0 4 *